# PRÉCIS

## DE

# L'ÉPIZOOTIE,

## OU

## FIÈVRE MUQUEUSE SYMPTOMATIQUE

Qui règne sur les Chevaux d'un grand nombre de Départemens
de la France ;

### SON TRAITEMENT, SES CAUSES, ETC. ;

*Par J. Fonrouge,*

ARTISTE VÉTÉRINAIRE, ÉLÈVE DE L'ÉCOLE D'ALFORT.

_______

## NEVERS.

BONNOT, LIBRAIRE, RUE DE LA TARTRE.

1825.

# PRECIS

## DE

## L'EPIZOOTIE.

———

Instruit, depuis environ un mois, de l'existence de la maladie épizootique qui règne en ce moment à Paris, et que l'on croit avoir pris naissance en Normandie, j'attendais que j'eusse pu faire quelques observations, pour diriger d'une manière certaine et avantageuse, les propriétaires de chevaux, dans le traitement raisonné de la maladie qui nous occupe.

Le 15 avril dernier, je fus appelé par un marchand de chevaux venant de Normandie. Quarante-huit de ses chevaux étaient atteints de l'épizootie, maladie que je ne connaissais pas alors. Un peu plus tard, je reconnus que, par sa gravité, elle était de nature à inquiéter

le gouvernement, les particuliers et le commerce.

Cette maladie, que je désignerai alternativement par les dénominations, tantôt de *fièvre
muqueuse symptomatique*, tantôt d'*épizootie* ou
de *gastro-entérite*, paraîtrait avoir pris naissance
près de Rouen. La vérité est qu'on ne peut,
jusqu'à ce jour, lui assigner un berceau. Ce
qu'on peut assurer, c'est qu'elle exerce ses ravages en Normandie depuis près de cinq mois,
et qu'elle y a été très-meurtrière, puisqu'un
seul particulier y a perdu quarante chevaux (1).

D'après les renseignemens que je me suis pro-
curés, elle ravage en ce moment les départemens de l'Eure, du Pas-de-Calais, de l'Oise,
de Seine-et-Oise, de la Somme, de la Seine,
de Seine-et-Marne, de la Marne, d'Eure-et-
Loir, du Loiret, de la Loire-Inférieure, de
Maine-et-Loire, de Loire-et-Cher, du Cher,
de la Nièvre, de la Sarthe, de la Mayenne, du
Calvados, etc. (2).

----

(1) Je me suis assuré que le fait est vrai; c'est
M. Cerf qui a fait cette perte, et tous ses voisins ont
perdu en proportion.

(2) Une lettre de S. E. le Ministre des Affaires étran-
gères, transmise, à la date du 5 courant à S. E. le

Cette fièvre muqueuse symptomatique, qui plonge dans la consternation un grand nombre de propriétaires de chevaux, et qui donne de vives inquiétudes au gouvernement, tant par les pertes qu'elle a occasionnées que par celles qu'elle fait pressentir, doit être considérée sous quatre aspects différens, dont nous formerons, pour en faciliter le traitement, quatre temps, degrés ou périodes.

Les signes ou symptômes à la faveur desquels on peut la reconnaître et la différencier des autres maladies, sont de quatre espèces, mais assez distinctes. Nous les diviserons donc en *Symptômes* ou signes précurseurs, en *Symptômes de l'invasion*, en *Symptômes de l'état* et en *Symptômes de la terminaison*. Il est d'autant plus important de suivre cette marche, que les moyens médicinaux propres à la combattre, ne doivent être employés que d'après l'état présent du malade ; ainsi ceux employés dans le premier tems de la maladie ne conviennent pas

---

Ministre de l'Intérieur, fait connaître que la même épizootie règne en Danemarck et en Suède, avec des caractères éminemment contagieux. En Suède, on a établi des cordons de troupes pour borner ses ravages. *(Extrait d'une note officielle communiquée.)*

toujours au second , et par la même raison ceux du second ne conviennent pas au troisième , etc. C'est , sans contredit , à cette erreur funeste que l'on doit le grand nombre de pertes que les journaux et les lettres particulières ont rapporté.

*Des signes ou symptômes précurseurs.*

Quinze à vingt jours avant que la maladie se déclare , si l'on observe les chevaux , on s'aperçoit qu'ils lèchent les murs , mangent du plâtre , de la terre , leur longe ; ils se lèchent les uns les autres (1) , ce qui annonce la présence d'acide dans les premières voies ; la membrane muqueuse qui tapisse ou revêt la bouche et les cavités nasales , est un peu plus rouge que dans l'état de santé ; la conjonctive , ou le blanc de l'œil , a des vaisseaux veineux apparens , tandis que , dans un état parfait de santé , on ne doit pas en apercevoir , au moins dans le repos ; chez d'autres sujets , dans quelques-unes de ces parties , elle a une couleur rose , et le reste est blanc

______

(1) Ce symptôme est commun à plusieurs affections : il est quelquefois une affection dépendante de l'estomac , et annonce toujours que ce viscère remplit mal ses fonctions. Ici c'est un signe certain de l'épizootie.

ou jaunâtre (1) ; les urines sont plus jaunes , moins sédimenteuses , ou plus claires , et plus crues ; l'animal se place ou se campe plus difficilement pour obtenir cette évacuation , qui , du reste , est moins considérable que dans l'état de santé ; les matières fécales, ou crottins, sont plus abondans qu'ils ne doivent l'être , sont moins formés , moins durs , et paraissent moins triturés , moins bien digérés : on y remarque assez souvent des matières glaireuses d'une couleur roussâtre ; le cheval choisit ses alimens , mange mieux l'avoine que le foin , paraît également plus altéré : il a enfin moins de force à l'ouvrage ; le poil est plus luisant , la peau plus sèche et produisant moins de crasse.

*Signes ou symptômes de l'invasion.*

L'invasion s'annonce souvent par le larmoiement d'un œil ou des deux à la fois , la paupière inférieure paraît humide et grasse jusqu'à un demi-pouce du grand angle de l'œil , et ce dernier rejette une espèce de chassie ; il y a dégoût complet des alimens , tant solides que liquides ;

---

(1) Ce symptôme indique toujours un état bilieux du sujet , ou que le foie participe déjà à l'affection.

la peau est sèche et aride ; la transpiration est
nulle ou presque nulle ; les urines sont rares ,
jaunes et crues ; les excrémens deviennent rares ;
quelquefois les crottins sont enduits d'une pel-
licule glaireuse ; l'animal malade est triste et
abattu ; le plus communément la tête est basse ;
les paupières sont à demi-fermées et souvent
boursouflées ; le pouls est souvent très-petit ,
quelquefois insensible ou presque insensible au
toucher , d'autres fois un peu plus nerveux ,
embarrassé ; les oreilles , le corps et les extrémités sont froides , et le malade ne paraît pas
souffrir , il ne paraît qu'abattu : cet état n'est
pas de longue durée , le pouls augmente insen-
siblement ; la respiration , de profonde qu'elle
était , devient plus accélérée ; les flancs sont
agités , rentrés ou retroussés : cette crise ne
dure pas long-tems , elle se passe ordinairement sans produire aucun bien : c'est la raison
pour laquelle elles se succèdent rapidement ,
et de manière qu'il en arrive souvent cinq , six ,
sept , huit ou neuf en vingt-quatre heures.
Dans bien des sujets la maladie s'annonce avec
la plus grande impétuosité : on ne s'en aperçoit
qu'en déplaçant l'animal , et alors on remarque
une roideur considérable sur tout le train de

derrière , et si l'on ne le déplaçait pas avec
lenteur et beaucoup d'attention , il tomberait
comme une masse , ce que j'ai eu l'occasion de
remarquer deux fois : cet état résulte d'une
douleur plus ou moins forte de la colonne dorso-
lombaire , ce qui rend encore l'action des membres antérieurs , embarassée , gênée , etc., etc.

*Signes ou symptômes de l'état.*

C'est ordinairement vingt-quatre à trente heures après l'invasion , que la maladie est dans son
état. Tous les symptômes décrits ci-dessus aug-
mentent d'intensité ; les bords supérieurs de
l'encolure sont plus chauds que toute l'habitude
du corps ; la région supérieure du frontal près
le toupet est très-chaude ; l'air expiré est plus
chaud ; la bouche est plus rose , ainsi que la
membrane pituitaire ; les conjonctives sont
rouges et infiltrées , et ont souvent en plus une
couleur jaunâtre ; la langue est d'un blanc sale ,
saburreuse ; les bords latéraux sont rouges ou
noirs ; on remarque à sa base des petites tumeurs ou éminences souvent ouvertes à leurs
parties antérieures : quelquefois la membrane
muqueuse de la bouche est couverte d'aphthes ;
les urines sont rares et d'une difficile expulsion ,

quelquefois elles coulent sans que le cheval se
campe. Un frisson se remarque dans tout l'animal et est plus marqué dans les muscles de l'ar-
rière-main : cet état annonce la lutte dans laquelle s'engage la nature pour chercher à triom-
pher de l'obstacle qui l'opprime. Pendant cette
crise, une toux plus ou moins forte et plus ou
moins sèche se fait entendre. Si après l'accès elle
continue, l'on doit considérer la poitrine comme
l'une des parties la plus faible de la machine
animale, et craindre qu'elle ne soit vaincue :
dans ce cas, l'on peut avoir à craindre une péripneumonie ou une fluxion générale de la poitrine, ce qui doit fixer l'attention du médecin.

Dans une assez grande quantité de malades,
j'ai eu l'occasion de remarquer des symptômes
d'apoplexie, de vertige et même de tétanos ;
du reste ces affections toujours secondaires et
symptomatiques, dépendent de la nature des
parties qui se laissent subjuguer. J'ai remarqué
que les individus le plus gravement affectés,
sont ceux qui déjà ont des affections antérieures,
comme grappes, eaux-aux-jambes, affection
chronique de poitrine, etc., etc. : ce sont encore
eux qui, en raison de ces causes, sont le plus
tôt victimes de cette affection.

*Signes ou symptômes de la terminaison.*

On reconnaît que la maladie aura une terminaison heureuse, en ce que les crises s'agran-
dissent, que les pouls (1) sont plus développés,
plus grands et moins accélérés ; les yeux sont
moins abattus, moins tristes ; le malade boit
et paraît désirer manger ; dans plusieurs, les
quatre membres s'engorgent, il paraît une tu-
meur œdémateuse sous le ventre, le fourreau
est infiltré de la même humeur ; dans quelques autres, les membranes qui tapissent l'arrière-bouche, s'infiltrent, ce qui produit une
véritable squinancie. Quand tous ces symptômes sont modérés, il ne reste aucun doute sur
une convalescence prochaine. On obtiendra un
effet tout contraire si les pouls sont petits, af-
faissés, irréguliers ou intermittens, si les engorgemens diminuent trop tôt, que l'urine soit
rougeâtre ou noirâtre, que l'intérieur de la
bouche soit d'une couleur violacée, qu'une
humeur roussâtre coule par les naseaux et ré-
pande une odeur infecte, et qu'une toux faible

---

(1) Je dis les pouls, parce qu'il est essentiel de les
comparer entre eux, ainsi qu'on le verra bientôt.

et sèche se fasse entendre , on peut en toute
sûreté annoncer que le malade périra par l'effet
de la gangrène , et dans ce cas ce sera la poitrine qui sera la partie la plus affectée.

J'ai eu l'occasion de voir un cheval appartenant à un officier du 8ᵐᵉ dragons stationné à Nevers. Ce cheval , qui est mort victime de cette
gastro-entérite, a rendu par les cavités nasales ,
non seulement du sang , mais des portions de
membrane muqueuse.

Plusieurs chevaux ne se couchent pas , et
frappent constamment le sol avec les jambes de
devant ; chez d'autres les bâillemens sont fré-
quens.

Assez ordinairement la langue devient fuligi-
neuse , se couvre d'une couche épidermoïde ,
résultant du desséchement de cette même matière qui prend souvent une couleur jaunâtre
ou noirâtre , prend du volume et de la dureté,
porte sur les côtés et surtout à sa pointe , des
taches d'un rouge pourpré , et sa face inférieure laisse apercevoir des phlyctènes , des ul-
cérations plus ou moins étendues et profondes.
Cet état de la langue dénote constamment l'existence d'une inflammation de l'arrière-bouche ,
et indique toujours une complication fâcheuse.

Beaucoup d'animaux malades , pressés par la soif, cherchent continuellement à boire , tandis que d'autres refusent toute espèce de boisson.

Les symptômes pathognomoniques ou univoques que nous venons d'indiquer , sont constans , mais variables dans leur intensité , et presque toujours accompagnés de phénomènes particuliers.

Au milieu du trouble suscité par l'envahissement de tous les organes , il est difficile d'avoir un pronostic et un diagnostique certains.

*Altération intérieure aperçue à l'ouverture des animaux morts de cette fièvre muqueuse ou gastro-entérite.*

### OUVERTURE DE LA TÊTE.

Les vaisseaux sanguins des membranes du cerveau sont un peu distendus par le sang qu'ils contiennent. Dans les chevaux en qui nous avons remarqué des symptômes d'apoplexie , de vertige et de tétanos , la substance du cerveau présente aussi quelques traces d'inflammation. Chez ceux morts sans ces signes maladifs , les membranes de ce viscère et ce viscère lui-même , sont à peu de chose près , comme dans l'état naturel.

On trouve dans les premiers , l'os ethmoïde et les cornets du nez noirs et gangrenés , dans les chevaux dont la maladie a été suivie d'une mort prompte. Ces parties ne sont point affectées ou ne le sont que légèrement , dans ceux qui, avant de périr, ont passé par tous les périodes de la maladie.

Toutes les parties de l'arrière-bouche offrent un caractère d'inflammation , qui se propage jusqu'à la trachée-artère , qui contient elle-même une matière écumeuse , jaunâtre , et dont la membrane qui la tapisse intérieurement , réfléchit une couleur jaune , assez souvent variée de noir. Le reste de la bouche et la langue montrent dans quelques sujets , des apthes ou ulcères; le tissu cellulaire de la gorge est aussi souvent infiltré d'une humeur séreuse de couleur jaunâtre.

### OUVERTURE DE LA POITRINE.

La plèvre costale , médiastine , pulmonaire , le péricarde , les poumons et le cœur sont dans un état d'inflammation ; le péricarde contient dans son intérieur une sérosité jaunâtre , ou roussâtre , ou sanguinolente ; le cœur a moitié plus de volume que dans l'état ordinaire ; sa

substance est blafarde , décolorée et sans consistance ; ses ventricules et ses oreillettes contiennent assez souvent une humeur fibro-lym-
phatique, d'une couleur jaunâtre ; elle ne remplit pas toujours exactement ses cavités ; aussi
avons-nous remarqué que le vide que laisse
cette humeur , est occupé par un gaz que nous
n'avons pas été à portée d'apprécier et de connaître.

Les poumons sont souvent flétris , échimosés
et quelquefois gangrenés ; on trouve dans l'intérieur des bronches , l'humeur de laquelle nous
avons parlé dans la trachée-artère.

### OUVERTURE DE L'ABDOMEN.

L'estomac est ordinairement moins volumineux que dans l'état de santé ; il ne contient
que peu ou point d'alimens ; sa partie droite est
constamment enflammée ; à l'intérieur il est
souvent rempli de gaz. Dans les ouvertures que
j'ai faites , j'ai trouvé beaucoup d'œstres. (1)

_______________

(1) Cette espèce de vers n'est point occasionnée par
la maladie que nous décrivons , ils en sont indépendans;
mais nous croyons que les chevaux chez lesquels ils se
rencontrent , doivent être plus tôt et plus violemment
atteints de la gastro-entérite.

Tout le canal intestinal offre des marques d'inflammation , mais qui sont bien plus prononcées dans les grêles et dans le cœcum, chez lequel on remarque les traces d'une inflammation très-forte, et qui souvent est dégénérée en gangrène ; le colon s'en ressent également , mais elle est moins considérable en lui ; l'épiploon, le mésentère sont rouges , leurs vaisseaux veineux paraissent trop remplis de sang , les glandes mésentériques participent à cet état; le foie est plus volumineux que dans l'état ordinaire : on lui remarque des adhérences récentes avec le diaphragme ; sa couleur est moins foncée; il a moins de fermeté , de tenacité ; les doigts pénètrent facilement sa substance ; sa vésicule contient plus ou moins de bile qui est plus ou moins épaisse ; on retrouve cette même substance dans les intestins grêles , mélangée de glaire , et on remarque que ces humeurs sont dans un état de fermentation.

Les reins sont souvent enflammés , ainsi que la vessie dans laquelle on trouve une urine épaisse, jaunâtre et mêlée de flocons puriformes; quelquefois elle est rétractée , racornie sur elle-même ; les reins ont souvent plus du double de leur forme ordinaire ; leur substance est molle , décolorée et sans consistance ; leur bassinet contient une matière puriforme, blanche ou jaunâtre.

Les muscles de l'abdomen et d'une partie du corps sont toujours plus ou moins décolorés : on y remarque des échimoses, des taches gangréneuses ; il en est de même du tissu graisseux.

Dans bien des sujets le tissu cellulaire sous-cutané est infiltré d'une humeur séreuse d'une couleur jaunâtre.

### Conclusion des articles précédens.

Les symptômes et les altérations intérieures que nous venons de décrire, ne permettent pas de méconnaître l'existence d'un désordre des premières voies, dont le principe remonte toujours à une époque plus ou moins éloignée, et qui ne s'est formé que peu-à-peu et par gradation.

L'air dont on entend le bruit, celui que rend le cheval par la bouche et l'anus, avant même qu'il ne paraisse malade, les tranchées momentanées, le bâillement, l'état inflammatoire de tous les viscères, l'état des alimens dans les intestins, l'odeur aigre qui échappe de l'estomac quand on procède à son ouverture, les matières bilieuses et glaireuses que l'on trouve dans les intestins grêles , leur état de fermentation , ne peuvent et ne doivent laisser aucun doute à cet égard.

L'assoupissement , le délire , le tétanos , le vertige , bien loin d'affaiblir cette opinion , viennent au contraire la fortifier. Qui pourrait douter en effet , que les nerfs jouent le plus grand rôle dans les phénomènes de la digestion ? Qui ne connaît pas l'influence de la nature des esprits animaux , sur la dissolution et la chylification des alimens? Qui n'a pas été frappé cent fois des rapports intimes qui existent entre l'estomac et la tête ?

Il est d'ailleurs facile de concevoir que le désordre des premières voies long-tems continué , doit opérer dans toute l'économie un trouble , une révolution funeste , attendu que le désordre s'introduit et gagne , de proche en proche , tout l'édifice animal ; la nature lutte et se défend ; elle fait tous les efforts dont elle est susceptible , et nul doute qu'elle en ferait encore de plus grands et qui seraient bien plus souvent couronnés du succès, si elle n'était pas arrêtée dans sa marche par l'homme de l'art , qui , trop communément et sans calcul , adopte des idées d'innovations , que le tems et l'expérience peuvent seuls sanctionner. A-t-on parfaitement étudié la nature de cette affection , avant de se déterminer à employer une méthode qui doit tuer plus de chevaux , que si cette gastro-entérite était abandonnée aux seuls efforts de la nature? Qui pourrait avancer qu'une semblable méthode ne produira pas des rechutes plus terribles que la maladie qui nous occupe ?

Rien de si ordinaire que ces effets de dérangemens des organes digestifs dans l'homme , et les victimes des méprises des gens de l'art dans ces sortes de cas , ne sont pas en petit nombre.

Pour peu qu'on ait l'habitude d'interroger le pouls , son caractère fournit un moyen assuré de distinguer le cas où la saignée doit être avantageuse ou nuisible. Dans le premier cas , le pouls est plein et fort (1) ; dans le second , le pouls est faible , petit , mou , concentré. La couleur jaune qui teint souvent les lèvres , l'intérieur de la bouche , les conjonctives , les gros excrémens et les urines doivent faire connaître la grave affection des organes digestifs ; cette teinte jaune n'est , du reste , qu'une complica-

---

(1) Je suppose ici qu'on interroge le pouls hors d'une crise , car alors on serait dans l'erreur.

tion de la fièvre muqueuse sympathique (1) ,
à laquelle se réunit la fièvre bilieuse , ce qui est
bien plus commun qu'on ne le croit ordinairement. Ceux qui croient qu'une indigestion où
le dérangement des organes digestifs est toujours l'effet d'une certaine quantité d'alimens ,
provenus trop rapidement dans l'estomac , auront sans doute de la peine à se faire une idée
juste de cette affection générale et épizootique ;
mais il ne peut en être ainsi de ceux qui savent
qu'elle tient , bien plus souvent encore , à l'altération des organes digestifs ou à la perversion
des humeurs qu'ils séparent , altérations qui
peuvent être dues , et qui le sont effectivement ,
à des causes générales.

*Des causes de la fièvre muqueuse ou gastro-entérite.*

Pour peu qu'on se rapelle les circonstances
qui ont précédé l'invasion de la maladie, il
n'est pas difficile d'y apercevoir les causes qui
l'ont produite.

----

(1) Nous disons sympathique, parce que nous ne con-
naissons pas de fièvre essentielle dans le cheval. Est-il
bien prouvé qu'il en existe dans l'homme ? nous ne le
croyons pas d'avantage.

D'après les rapports que nous avons reçus, cette fièvre symptomatique aurait paru dans les environs de Rouen, au commencement de l'hiver dernier, et quelques personnes prétendent que des marchands de chevaux l'auraient apportée de l'Allemagne ; là dessus nous ne pouvons former rien de concluant, si ce n'est que cette affection paraît remonter à environ cinq mois et demi, en Normandie ; et qu'à Paris, on prétend qu'elle y a été apportée par des marchands de chevaux, qui en ont acheté en Normandie et qui l'ont apportée à Paris par la voie du commerce. Il est presque constant que les marchands normands qui ont été chercher des chevaux plus au nord, comme en Belgique et en Allemagne, prétendent aussi qu'elle leur vient de là.

Avant de considérer cette affection sous le rapport de sa contagion ou de sa non contagion, il est, dis-je, raisonnable de jeter un coup-d'œil rapide sur la manière dont ces animaux sont nourris en Allemagne, en Belgique et en Normandie. Dans ces trois pays, tous les chevaux qu'on en exporte, n'y ont certainement pas vu le jour, et les habitans de ces contrées, qui se livrent à ce genre de commerce, vont encore les chercher plus au nord. Ces chevaux

sont très-jeunes, travaillent peu, et sont nourris
en Allemagne, avec des navets, des pommes-
de-terre, des trèfles, des luzernes. Ces alimens
donnés en assez grande quantité, les nourris-
sent bien et les engraissent. Ils quittent le pays
à dix-huit mois, deux ans ou trois ans, passent
en Belgique, en Normandie; dans le premier pays
ils sont nourris avec des betteraves, des ca-
rottes ; en Normandie où l'on s'en sert également quelque tems, ils ont encore un autre
régime : les pailles de froment mal battu, des
grains purs, de l'eau blanchie par un levain
de farine de seigle ou de froment, etc. Tous ces
alimens donnés avec sagesse, nourriraient bien
sans occasionner d'incommodité ; mais on veut
vendre, et dans ce cas la nourriture est à dis-
crétion ; l'estomac se fatigue de ce surcroît de
nourriture qui, sous un très-petit volume, contient beaucoup de sucs nourriciers : ce viscère
est donc toujours rempli d'acide, de saburre.
Cependant, sans la circonstance d'une cause
générale, nous n'aurions point eu la maladie
qui nous occupe : aussi notre dessein est-il de
nous borner à faire ressortir la raison pour laquelle cette gastro-entérite a paru d'abord dans
ces contrées plus tôt qu'ailleurs. Nous ne pou-

vons pas non plus l'attribuer aux mauvais alimens , à l'usage de ceux qui ont été mouillés ,
mal récoltés , puisque , l'année dernière , à
fort peu d'exceptions près , la récolte a été parfaitement faite. Nous dirons seulement , en
passant , que l'usage de ces alimens où ils se
sont trouvés, a été une cause hâtive de la maladie , mais non une cause déterminante.

Nous sommes donc naturellement portés à
trouver la cause de la fièvre muqueuse-sympto-
matique que nous décrivons , dans la consti-
tution humide de l'atmosphère de tout l'hiver
dernier. Voyons en effet ce qu'elle a dû produire sur les êtres vivans. Le principal effet de
l'humidité est d'affaiblir et de relâcher la fibre.
Cette faiblesse se communique aux organes digestifs ; les digestions ont donc dû être plus
lentes , plus imparfaites ; les fonctions de la
peau ralenties et quelquefois supprimées, pour
être rétablies , quoique imparfaitement , dans
les animaux de travail. Tous ces états ont été
suspendus et rappelés alternativement pendant
près de quatre mois; il a donc dû en résulter la
diminution de la peau , fonction d'autant plus
importante , qu'elle ne peut être interrompue
ou supprimée, sans que l'individu chez lequel

cet état contre nature et maladif existe , ne le
mette en danger de perdre la vie , attendu que
l'évacuation qui a lieu par ses pores, est plus
considérable que toutes les autres excrétions ensemble ; les reins ont donc souffert plus ou
moins de l'interruption de cette fonction ; leur
travail a été plus que doublé , les organes digestifs affaiblis , relâchés ; la circulation du sang
a été augmentée par l'irritation qu'a occasionnée
cette matière excrémentitielle ( l'humeur de la
transpiration ) qui , retenue dans la masse ,
devait en être rejetée , etc. Tout cela a eu lieu
dans le secret de la nature , c'est-à-dire qu'on
ne s'en n'est point aperçu , parce que l'état
maladif n'était pas assez considérable , pour
frapper les sens de ceux qui conduisent des chevaux ; seulement ils se plaignaient de ce qu'ils
ne tiraient pas avec le même courage , qu'ils
étaient moins francs, plutôt rebutés, etc., etc.

A cette température infiniment trop humide,
a tout à coup succédé une sécheresse très-forte,
qui a régné avec peu de variation pendant près
de trois mois. Cet état atmosphérique a produit
un résultat tout contraire , attendu que nous
avons eu une température douce, de quelques
jours , et que si elle eût continué , la maladie

aurait perdu sa plus grande intensité, et que probablement elle aurait disparu. Au lieu de cela, il a fait plus froid qu'en hiver même, et les fraîcheurs ont été, pendant long-tems, fortes les matins et les soirs, et les journées trop chaudes. La peau sèche et resserrée le matin et le soir, et trop dilatée dans la journée, à force de passer par ces différens états, a perdu son ressort; la fonction qui lui a été départie par la nature, s'est annulée et a repris la marche qu'elle avait eu pendant l'hiver, c'est-à-dire que l'humeur qu'elle devait rejeter, est restée dans le sang, dont les organes uropoëtiques ( les reins ) le débarassaient, et c'est à cette augmentation de travail, qu'ils ont acquis plus du double de leur volume ordinaire ; s'il n'y avait pas eu cette direction, d'après l'état de l'atmosphère aux deux époques citées, nous aurions eu une péripneumonie gangréneuse.

### De la question de contagion.

Cette fièvre muqueuse symptomatique est-elle ou n'est-elle pas contagieuse ? Voilà la question que nous avons à examiner.

On divise les maladies auxquelles les animaux

sont sujets, en sporadiques, enzootiques et épizootiques.

Les maladies sporadiques sont celles qui n'attaquent que tels ou tels individus, et dont les
causes distinctes, variées et individuelles sont
restreintes, dans leurs effets, à ceux chez lesquels les circonstances ont produit ou développé
ces causes. De ce genre sont toutes les maladies
qui dépendent des tempéramens ou de l'idio-
syncrasie des sujets : dans cette classe nous plaçons toutes les maladies individuelles, telles
sont les phthisies, la morve, le farcin, les eaux-
aux-jambes, l'immobilité, l'asthme, etc.

Les maladies enzootiques sont celles qui sont
affectées à certains pays, en raison de leur po-
sition topographique, qui est cause que l'air,
l'eau, ou les alimens, par leur qualité nuisible,
occasionnent ces maladies, de sorte qu'elles y
règnent constamment et d'une manière presque
universelle, ce qui force à leur reconnaître une
cause subsistante et toujours en activité. De ce
nombre sont la cachexie aqueuse compliquée
d'affection vermineuse du foie, le tétanos dans
certaines contrées d'Amérique, la plique polo-
naise en Pologne, les humeurs froides et la
fièvre jaune en Espagne, etc.

Les maladies épizootiques sont celles qui tout à coup attaquent un grand nombre d'animaux dans un même lieu, sans distinction d'âge, de sexe, de tempérament, et souvent même sans distinction d'espèces, comme la peste au Levant, les charbons, les fièvres malignes qui se terminent par la gangrène, etc.

Elles présentent l'action d'une cause générale ; mais comme ces maladies ne règnent que dans certains tems, leur cause doit être regardée comme purement accidentelle. Lorsque l'on voit ces maladies se renouveler souvent dans le même lieu, il faut nécessairement reconnaître une disposition de l'état des lieux, propre à produire, d'un instant à l'autre, la cause morbifique, et cette disposition suppose l'existence permanente de circonstances de nature à produire ou à communiquer à l'air une qualité nuisible et destructive ; car ce n'est et ce ne peut être que de l'altération de son degré réquis de pureté que naissent les maladies contagieuses. De mauvais alimens peuvent causer des maladies qui, en attaquant tous les animaux qui feront usage de l'objet vicié d'alimentation, et en présentant des signes ou symptômes communs, offriront l'apparence d'une épizootie.

Ces maladies n'en seront point une , puisqu'elles n'en auront pas le caractère contagieux , et ne s'étendront pas à ceux qui useront d'une nourriture saine.

Rapportons quelques exemples en faveur de la contagion :

Le quinze avril dernier , un marchand de chevaux arrivant de Normandie , et dont les chevaux étaient en partie malades , en vendit quatre à la gendarmerie. Le lendemain de son arrivée , deux étaient tristes et abattus : ils quittèrent la caserne le lendemain de leur achat. Les deux autres , qui étaient mieux que les précédens , partirent quelques jours après. Le 24, l'un des chevaux de la même écurie fut malade , et le lendemain on trouva dans les rateliers leur souper intact. Je fus appelé , et je reconnus en eux l'existence de l'épizootie : trois seulement n'en ont point été atteints.

Trois ou quatre officiers de dragons en ont acheté également : deux sont morts promptement. L'un de ces officiers a perdu une jument qui était avec son cheval. Sa mort lui vient-elle de la communication qu'elle a eue avec le cheval malade? on ne le croit pas. Ce qu'il y a de certain , c'est qu'en elle la poitrine était faible,

et par conséquent plus susceptible de contagion.

Le frère du maréchal-des-logis de gendarmerie de Nevers, venant en cette ville et logeant
son cheval à la caserne, prétend que son cheval y
a contracté la maladie, et cependant elle ne s'é-
tait pas encore déclarée sur les chevaux avec lesquels il avait habité. Il croit également que dans
le pays qu'il habite, son cheval l'a communiquée
à d'autres chevaux.

Un autre propriétaire prétend avoir logé dans
une auberge où les chevaux du marchand de
Normandie se sont arrêtés, et d'avoir importé
la maladie chez lui. Ses chevaux, qui étaient
à l'herbe, en ont été atteints, et il en a perdu
cinq. Je me suis empressé de m'informer à
quelle époque ce propriétaire a logé dans cette
auberge. Son dernier séjour était du 12 avril,
par conséquent trois jours avant que les chevaux
n'arrivassent de Normandie.

Beaucoup d'autres personnes paraissent croire
à la contagion, et aucune d'elles ne donne de
faits.

Pour ce qui nous concerne, nous allons
émettre notre opinion; mais nous ne le ferons
qu'avec toute la réserve que réclame le cas

Nous avons reconnu que la cause de cette gastro-entérite épizootique est dans l'air ; que de
mauvais alimens, après l'influence atmosphérique ne pouvaient que la hâter ; qu'elle n'est
pas généralement contagieuse, mais qu'elle le
devient quand elle prend une direction funeste
et qu'elle se termine par la gangrène ; qu'il est
possible qu'elle le devienne infiniment plus par
les chaleurs ; car il est plus que probable , en
raison du genre d'affection , qu'une température
chaude sera pour elle un nouvel aliment qui lui
fera peut-être envahir la France entière.

*Traitement préservatif.*

C'est malheureusement toujours à l'époque
de ces fléaux destructeurs , que paraissent des
nuées de guérisseurs, annonçant des spécifiques
merveilleux , et exploitant ainsi à leur profit la
faible et trop crédule humanité. A les voir , à
les entendre , il semble que ces hommes sont à
la piste des calamités publiques.

Le traitement préservatif consiste à mettre les
chevaux à l'eau blanchie par la farine de froment , d'orge ou d'avoine ; à les nourrir un peu
moins abondamment qu'à l'ordinaire ; à arroser
leur foin et leur paille avec un peu d'eau salée ;

à les faire travailler un peu moins que d'habitude , et quelques jours après ce régime , administrer à chacun d'eux : Aloès succotrin (1)
en poudre , 15 grammes 297 milligrammes (ou
demi-once) , dans Miel commun une cuillerée
à bouche. Le lendemain matin , il en sera administré 5 décagrammes 594 milligrammes (ou
une once) , dans Miel commun deux cuillerées.
Cet opiat sera administré aux chevaux avec une

---

(1) Suc concret gommo-résineux , tiré de la plante
qui porte ce nom. Il y en a de quatre espèces : la première est l'aloès succotrin ; elle est la plus estimée.
Cet aloès est très-pur , friable, léger , d'une couleur
jaune ou d'un pourpre roussâtre ; mis en poudre , il
paraît d'un beau jaune doré.

La seconde espèce est l'aloès hépatique, moins beau
que le précédent , mais d'un usage plus fréquent. Mis
en poudre , il est encore d'un beau jaune.

La troisième espèce doit être rejetée : elle est mal
propre , d'une odeur nauséabonde , et sa couleur est
d'un gris noirâtre.

La quatrième espèce ne convient pas davantage.

Nous n'avons ordonné qu'une dose légère , parce
que , dans cette maladie , pour peu qu'on aide à la
nature , les évacuations sont faciles à obtenir. Du
reste , on peut , pour de gros chevaux , les augmen-
ter d'un tiers ou de moitié.

spatule ou une queue de fourchette. Dès le sur-
lendemain , il sera jeté dans leur eau blanche :
Magnésie en poudre , 3 décagrammes 594 milligrammes (ou une once) , moitié de cette dose
le matin et l'autre le soir. L'emploi de cette substance sera continué quatre à cinq jours , et
pendant son administration , si l'on ne peut se
passer d'eux , ils travailleront.

On ne perdra pas de vue le pansement de la
main et le bouchonnement.

### Traitement curatif.

Ce traitement mérite une plus grande attention. On aura déjà fait beaucoup , si l'on a su
résister à l'entraînement des saignées et des sétons ; car l'expérience vient de nous démontrer
que, dans cette fièvre muqueuse symptomatique,
les sétons non seulement sont inutiles , mais
donnent encore une mauvaise direction à la
maladie , en déterminant au lieu où ils sont
appliqués, un engorgement séreux qui s'étend
encore au loin , et qui menace toujours d'une
déliteseence ou rentrée , d'autant plus funeste
que souvent elle a lieu inopinément. Les moyens
médicamenteux à employer , sont l'eau légèrement blanchie , que l'on fait un peu tiédir ; on

y ajoutera deux litres de décoction de mauve,
de guimauve ou de graine de lin, où on jettera
Gomme de Sénégal en poudre, 6 décagrammes
1188 milligrammes (ou deux onces). Il sera
donné à chaque malade huit lavemens par jour,
composés d'un demi-kilogramme de Chicorée
sauvage et de même quantité d'Oseille. On jettera ces substances dans Eau bouillante, dix
litres. On ne leur laissera faire qu'un bouillon ;
ensuite l'on passera cette décoction à travers un
linge, et il y sera ajouté : Nitrate de potasse,
9 décagrammes 1782 milligrammes (ou trois
onces). Si la maladie n'est pas essentiellement
inflammatoire, que le pouls ne soit pas dur et
plein, la saignée sera proscrite : il n'y a guère
qu'un seul cas où l'on puisse la mettre en usage,
encore faut-il que ce soit à l'invasion de la maladie, et qu'on ne remarque pas une teinte jaunâtre à la conjonctive. Si l'animal malade était
atteint d'une maladie antérieure à l'épizootie,
comme eaux-aux-jambes, grappes, peigne, ma-
landre, il faudrait appliquer les vésicatoires sur
ces parties, afin de rappeler l'humeur sur celles
qui en étaient le siége ; autrement, la vie des
malades serait dans le plus grand danger. Il en
serait de même si la poitrine était embarrassée :

on s'en aperçoit à une toux grasse ou sèche. Dans ce cas, les deux pouls seront consultés ensemble; s'ils présentent la même plénitude, la même dureté et une égalité parfaite de pulsation, on peut être assuré que les deux côtés de la poitrine sont malades : dans ce cas, l'animal malade ne se couche pas ; il n'en est pas de même s'il n'y a qu'un côté, et le côté malade sera du côté que le pouls présentera plus de plénitude et de dureté ; il est d'autant plus essentiel de pouvoir établir cette distinction, que l'on ne doit pas avoir perdu de vue, l'état inflammatoire de la veasie, et qu'en appliquant les vésicatoires, il est important de n'en mettre qu'un, s'il n'y a qu'un des côtés de la poitrine malade, et de le placer dessus la partie même (1).

Si la toux est grasse, on pourra se passer de l'application des vésicatoires, on se bornera dans ce cas à administrer un opiat composé de 15 à 20 grains de Kermès minéral, ou 8 décigrammes 97 milligrammes, ou 10 décigram-

_______________

(1) Cette précaution est d'autant plus utile, que, s'il était possible de s'en abstenir, on ferait bien, attendu que la partie corosive des cantharides porte un effet marqué sur les organes uropoétiques, et les irrite encore.

mes 62 milligrammes. Gentiane en poudre demi-once, ou 15 grammes 280 milligrammes.
Miel commun 9 décagrammes 1782 milligrammes ou 5 onces ; il faut encore faire attention
que l'inflammation ne soit pas très-prononcée.

Comme la nature cherche à se débarasser par
tous les émonctoires, il arrive que la gorge se
laisse vaincre et subit un engorgement plus ou
moins considérable, ce qui occasionne une an-
gine ou squinancie : dans ce cas on doit employer un gargarisme composé d'eau tiède, de
miel commun et de vinaigre, que l'on pousse
dans la gorge au moyen d'une seringue.

Si le pouls n'est pas trop fort, que la bouche
et la langue soient blanches, saburreuses, au
moment de l'invasion, on pourra administrer : Aloes soccotrin en poudre 15 grammes 267
milligrammes ( demi-once ) ; le lendemain, 5
décagrammes 594 milligrammes (ou une once),
et de la même manière que nous l'avons indi-
quée au traitement préservatif. Nous avons
éprouvé de très-bons effets de ce moyen, et
beaucoup de chevaux frappés tout à coup de la
maladie qui nous occupe, et d'une manière
intense puisqu'ils avaient des symptômes d'a-
poplexie, et d'autres de vertige, ont été hors

de danger en quarante-huit heures. Ce moyen opère rapidement du vide par l'évacuation qu'il suscite, dégène tous les gros vaisseaux de la capacité abdominale, donne du ressort à tous les organes digestifs, et réveille ainsi la sensibilité organique par l'impulsion qu'il donne à toute la machine, non seulement en débarassant les premières voies, des humeurs visqueuses et dépravées qu'elles contiennent, et qui les tient comme plongées dans une espèce de stupeur (1), stupeur qui a commencé dans ses

______________

(1) Il paraît que cette affection a été considérée par les gens de l'art comme une inflammation suraiguë des premières voies, et c'est à cette erreur qu'il faut rapporter le grand nombre de pertes qui ont eu lieu. Il nous a semblé qu'en agissant ainsi on avait pris la cause pour l'effet. Les digestions interrompues, presque tout à coup, que doit-il en résulter ? Voilà, suivant nous, la véritable question. Une interruption, plus ou moins prononcée dans les fonctions des différens organes, dont les digestifs sont frappés les premiers, les sucs qu'ils doivent sécréter pour l'entretien de la machine animale, ne l'étant plus, leur état d'inaction se communique aux vaisseaux lactés, qui, ne recevant plus eux-même le chyle, se trouvent dans le même état que les organes digestifs, état qu'ils communiquent au canal thorachique, qui également

parties , et s'est prolongée à toute l'économie animale. Ainsi , ces moyens doivent donc être regardés comme les plus prompts et les plus sûrs curatifs ; aussi est-ce le résultat avantageux que nous avons éprouvé sur le grand nombre

---

prive le sang de la liqueur destinée à son entretien et à son renouvellement ; de-là , cet abattement , cette stupeur qui s'emparent de l'animal à l'invasion de la maladie ; la concentration des forces , la petitesse du pouls , le froid des extrémités du corps et des oreilles, cette roideur dans les membres et la colonne dorso-lombaire , ces attaques de vertige , tétaniques et apoplectiques que nous avons remarquées dans un assez grand nombre de sujets. Si le pouls était utilement interrogé, et il le serait s'il était consulté hors des crises , il indiquerait que la saignée et les sétons sont plutôt un des moyens pour alimenter l'épizootie , que dirigés contre elle ; l'usage des sétons dans ce cas , est le plus souvent suivi d'accidens graves : nous placerons à ce rang , les œdématies ou engorgemens séreux du tissu sous-cutané , les tumeurs irrégulières qui se manifestent plus souvent aux cuisses , sous le ventre , sous la poitrine qu'au poitrail , qui sont trop communément suivies de délitescence mortelle.

Si par malheur , cette trop funeste méthode se continue pendant les chaleurs , nous sommes assurés que cette fièvre muqueuse symptomatique deviendra très-meurtrière. Il n'y a réellement qu'un seul cas où l'on

d'animaux malades qui ont été soumis à nos
soins. Nous avions d'abord employé un moyen
qui nous parut plus propre à remplir nos vues,
que celui prôné par une vague routine, ou dicté
avec trop de légéreté, n'ayant rempli qu'imparfaitement nos vues, nous l'avons abandonné en
partie, attendu qu'il peut être encore très-utile,
nous ayant réussi sur les premiers malades que
nous avons été appelé à traiter. Il consiste dans
l'usage des eaux blanchies, légèrement nitrées ;
dans l'emploi du miel, de la gomme de sénégal
et arabique, ou la racine de guimauve en poudre avec addition de kermès et de gentiane en
poudre, la promenade ; et on seconde ce moyen
par le bouchonnement souvent répété. Ces
moyens médicamenteux ne doivent être mis en
usage que sur la fin de la maladie, lorsque les
membres et le fourreau sont gorgés. Lorsque

---

puisse saigner avec succès : c'est lorsque le pouls est
plein, dur et que toutes les membranes muqueuses
sont franchement enflammées, et que tous les vaisseaux veineux de la face sont très-prononcés ; hors
cet état, on peut hardiment avancer que les gué-
risons obtenues par ce moyen, sont l'ouvrage de la
nature, et lui appartiennent.

nous avons eu à craindre une terminaison funeste , le bon quinquina administré à la dose
de 6 décagrammes 1183 milligrammes, ou 2
onces , moitié matin et l'autre le soir , dans
suffisante quantité de Miel commun , pour former un opiat, a remédié souvent à cet état toujours fâcheux.

Lorsque les malades paraissent désirer manger, on les met au régime prescrit au traitement
préservatif , ayant cependant l'attention de ne
pas surcharger leur estomac de trop d'alimens.
Ils ne seront remis à leurs travaux accoutumés,
qu'après un parfait rétablissement ; c'est ainsi
que nous en avons usé dans le traitement des
chevaux de la Gendarmerie Royale de Nevers ,
qui ont été tous frappés de la maladie , dans la
nuit du 24 au 25 du mois dernier, et où nous
nous sommes refusé constamment aux invita-
tions réitérées de saigner et de passer des sétons.
Cette résistance de notre part , nous a valu un
succès complet , ainsi que le prouve le certificat délivré par M. le Capitaine commandant
la Compagnie, et que nous plaçons à la fin de
cet ouvrage.

Nous croyons qu'il n'est pas inutile de placer
ici , le résultat que nous a fourni l'ouverture

d'un cheval appartenant à un marchand de chevaux du département du Cher , et laissé à Nevers , à son retour de Comté , le 7 du présent
mois , et mort de l'épizootie le 12 ; il prouve
d'une manière évidente , la vérité que nous
avons énoncée dans cet ouvrage , que les désordres remarqués dans les organes digestifs , re-
montent à une époque plus ou moins éloignée.

En outre des désordres intérieurs , décrits
dans cette ouvrage , l'estomac renfermait une
très-grande quantité de vers nommés œstres ,
bien que l'animal n'eût que deux ans et qu'il
fût en bon état , les intestins grêles contenaient
une très-grande quantité de matières bilieuse
et glaireuse ; l'ouverture des deux gros intestins
(colon et cœcum) , contenaient beaucoup d'eau
d'une odeur infecte et très-peu d'alimens ; cette
liqueur , répandue sur du sable , fut bientôt ab-
sorbée , et laissa ainsi , à nu , une petite quantité
de boules jaunes que je reconnus être du blé
de turquie , dont le volume était triplé ; en
examinant , avec attention , je remarquai également une autre graine de forme triangulaire
dont le volume , eu égard à ce qu'elle doit être ,
était augmenté dans la même proportion que la
première , et que je reconnus également être du

sarrasin. Une heure après cette ouverture, l'un des garçons, conducteur des chevaux de ce marchand, vint me dire que son maître ayant appris que le cheval était guéri, il l'avait envoyé exprès le chercher ; je lui dis qu'on l'avait trompé, lui appris la mort du cheval et l'ouverture que je venais d'en faire, et lui rapportai les deux différentes graines que j'avais trouvées dans les gros intestins, dans l'espérance d'apprendre que son maître les lui avait données en remplacement du fourrage ordinaire, duquel le cheval ne voulait plus manger. Il m'apprit que dans la Comté on avait pour habitude, quelque temps avant de vendre les chevaux, de les mettre à l'usage de ces graines pour les engraisser, et qu'ayant constamment suivi les chevaux il était certain qu'ils n'avaient pas mangé de ces graines depuis leur sortie du pays ; alors je lui demandai combien il avait employé de jours pour arriver à Nevers ; il me répondit qu'il en avait employé douze. Ces douze jours, joints aux six, tems de sa maladie, font dix-huit ; tandis que, dans l'état de santé, quarante-huit heures suffisent pour expulser, sous la forme d'excrémens, les matières alimentaires dont l'animal fait usage. Ce fait-pratique ne prouvet-il pas jusqu'à l'évidence le défaut d'action des organes digestifs.

Comme, dans cette gastro-entérite, les combats que livre la nature pour vaincre ce qui l'opprime, sont répétés, la maladie n'est pas de longue durée ; le cinquième jour est ordinairement le plus difficile à passer ; le septième et le neuvième ont aussi leurs dangers. Cette époque écoulée, les animaux sont ordinairement sauvés, à moins que quelque imprudence n'occasionne une rechûte, ainsi que j'ai eu l'occasion de l'observer.

Cet ouvrage ayant été écrit avec la célérité que donne l'envie d'être utile, n'a pas toute la netteté et la richesse de faits que l'on est en droit d'exiger. Je m'engage à tenir les propriétaires de chevaux au courant des nouvelles observations que je ne manquerai pas de faire, pendant le trop grand laps de tems que cette maladie a à parcourir ; car il n'est malheureusement que trop probable qu'elle ne se perdra qu'avec le froid : telle est du moins mon opinion.

# Certificat.

Le Capitaine commandant la Gendarmerie royale du département de la Nièvre, atteste que M. FONROUGE, artiste vétérinaire, a traité les Chevaux de la Gendarmerie de la résidence de Nevers, au nombre de quatorze, lesquels étaient atteints de la Maladie épizootique, et que, par la méthode qu'il a employée, il n'en est mort aucun. En foi de quoi je lui ai délivré le présent Certificat.

Nevers, le 20 mai 1825.

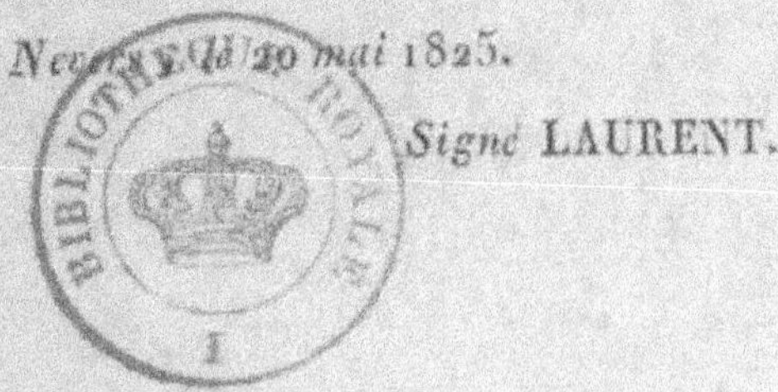

Signé LAURENT.